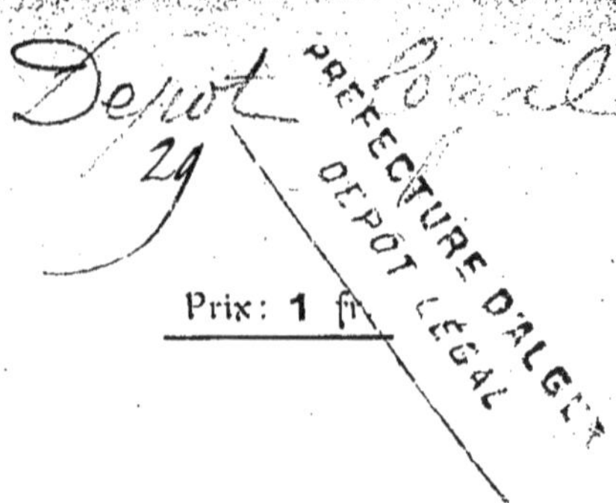

Prix : 1 fr.

LA SYPHILIS

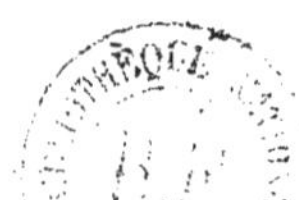

DANGER SOCIAL

PAR

M. le Docteur J. MONTPELLIER

ANCIEN INTERNE DES HOPITAUX

CHARGÉ DES FONCTIONS D'AGRÉGÉ A LA FACULTÉ D'ALGER

Dédié aux jeunes générations,
pour le plus grand bien de la race.

○ ○ ○ ○ ○ ○

ALGER

IMPRIMERIE ADMINISTRATIVE VICTOR HEINTZ

41, Rue Mogador, 41

1917

Prix : 1 fr.

LA SYPHILIS

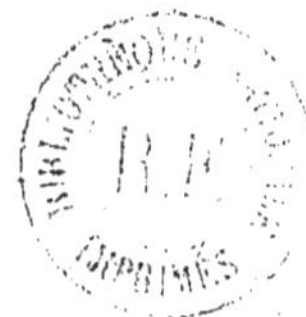

DANGER SOCIAL

PAR

M. le Docteur J. MONTPELLIER

ANCIEN INTERNE DES HOPITAUX

CHARGÉ DES FONCTIONS D'AGRÉGÉ A LA FACULTÉ D'ALGER

Dédié aux jeunes générations,
pour le plus grand bien de la race.

○ ○ ○ ○ ○ ○

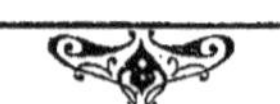

ALGER

IMPRIMERIE ADMINISTRATIVE VICTOR HEINTZ

41, Rue Mogador, 41

1917

TABLE DES MATIÈRES

LA SYPHILIS

Danger Social

PRÉFACE

C'est une heureuse initiative qu'a prise notre ami, le Docteur Montpellier, en écrivant ce petit ouvrage. Le danger qu'il dénonce avec des accents si sincères et si convaincants n'est, hélas ! que trop réel. Mais, si la syphilis exerce partout de cruels ravages, ses effets sont encore plus terribles en Algérie qu'en France, car on sait à quel degré ce mal effroyable est répandu dans le monde indigène.

La perturbation que la grande guerre a apportée dans les conditions ordinaires de la vie sociale a encore aggravé considérablement la menace vénérienne et il est malheureusement établi que les manifestations de la syphilis ont suivi, au cours des trois dernières années, une marche ascendante qui souligne d'une façon effrayante le péril que l'affreuse maladie fait courir à notre race.

Dans toute l'ardeur de son âge et de ses idées humanitaires, le Docteur Montpellier jette le cri d'alarme contre « l'avarie » et jamais publication ne fut plus opportune que celle qu'il nous offre aujourd'hui. Avec un talent de persuasion et une lumineuse clarté qu'on ne saurait trop louer, le jeune maître met ses avertissements et ses conseils à la portée de tous. Aucun raisonnement trop technique ne vient compliquer son exposé. Un langage à la fois élégant et d'une simplicité frappante le rend accessible au public le moins familiarisé avec les questions médicales : c'est un ouvrage de vulgarisation, d'une utilité incontestable, qui a sa place marquée dans tous les foyers, car nul d'entre eux n'est à l'abri de l'épouvantable fléau.

L'auteur a pris sa tâche à cœur et dans l'important service qu'il dirige à l'hôpital de Mustapha, il déploiera, nous en sommes certain, toutes les ressources de son dévouement bien connu et de sa science profonde de spécialiste pour combattre la contagion syphilitique, mais pour que ses efforts puissent porter entièrement leurs fruits, il est indispensable qu'il soit encouragé et aidé.

Il ne s'agit en pareille matière de rien moins que de l'avenir de la race française qui serait rapidement conduite à la dégénérescence absolue par les progrès terrifiants de la « vérole » si des mesures énergiques n'étaient décidées pour les enrayer. Les Pouvoirs publics ont le devoir impérieux de se préoccuper de ce problème angoissant entre tous. Que serait, en effet, la France de demain si elle était composée de générations que la tare vénérienne aurait empoisonnées et rendues impropres à l'effort physique et moral duquel dépend la puissance d'une nation ?

Dans la Métropole, la lutte contre la syphilis s'organise solidement avec l'appui du Gouvernement qui semble disposé à n'épargner aucun sacrifice pour la rendre efficace et l'Algérie ne peut moins faire que de suivre à cet égard l'exemple de la France. Cependant, l'action administrative, si puissante soit-elle, doit elle-même être complétée par d'autres facteurs et c'est ici que les associations privées peuvent et doivent intervenir utilement. Il y a déjà des ligues anti-tuberculeuses qui rendent d'éminents services. Il faut donc créer aussi des ligues anti-vénériennes : c'est là une œuvre humanitaire par excellence qui s'impose notamment à Alger et nous terminons en formant le vœu de sa réalisation très prochaine, car la redoutable maladie va malheureusement s'aggravant et il importe de former d'urgence le faisceau des bonnes volontés agissantes qui seconderont les efforts de nos savants et dévoués syphiligraphes.

En attendant, qu'il nous soit permis d'adresser l'hommage de notre reconnaisance au Docteur Montpellier qui, avec tant d'à-propos, donne le signal de cette croisade bienfaisante contre « l'avarie ».

Alger, le 28 août 1917.

J. Mirante,

Chef de Service au Gouvernement général de l'Algérie.

AVANT-PROPOS

La syphilis, pour des raisons sur lesquelles il est inutile d'insister, a fait, depuis le début de la grande guerre aussi bien dans la population civile que parmi les militaires d'effrayants progrès. On admet généralement qu'elle a augmenté en France de plus de la moitié, de près des deux tiers ! En ce qui concerne l'Afrique du Nord, je ne puis donner de statistiques qui n'existent pas (je me place à un point de vue exclusivement « civil »), mais je puis affirmer que l'Algérie, tout au moins Alger, n'a à ce point de vue, rien à envier à la Métropole.

Pour ceux qui connaissent la gravité de ce mal, on peut affirmer sans être taxé d'exagération, qu'il s'agit là, à notre époque où l'effroyable hécatombe saigne à blanc la nation, d'un véritable **danger social**.

Aussi, de toute part, chez nos ennemis d'ailleurs comme chez nos amis, s'élève un cri d'alarme. Partout, s'organise une nouvelle croisade en vue d'enrayer le triste fléau.

Les pouvoirs publics, en France, ont fini par s'émouvoir ; l'Algérie n'attend qu'un signe pour suivre le sillage de la Métropole. C'est la moindre des choses que de s'occuper enfin de la santé publique des pères et des mères, dont naîtra la génération de demain, la génération qui sera chargée de panser, de refaire la France !

En bloc, la lutte contre la syphilis s'inspire de deux moyens d'action :

1° Mesures prophylactiques suffisamment sévères, capables de diminuer le nombre des contaminés ;

2° Facilité de traitement sérieux accordée gratuitement aux syphilitiques incapables de supporter les frais de soins longs et coûteux.

Eh bien, je suis convaincu que ces mesures prophylactiques resteront lettres mortes, que ces traitements gracieusement offerts ne seront pas suivis, tant que l'on ne se décidera pas à sortir le public de l'ignorance inouïe dans laquelle il vit en matière de syphilis.

Je suis persuadé que l'on s'exposerait moins et que surtout l'on se traiterait mieux, si l'on « savait », si l'on soupçonnait seulement les grandes lignes de la vérole.

On s'exposerait moins ? Oh ! je sais bien la puissance de l'instinct génésique et je ne me fais pas la moindre illusion sur le peu de poids que peut avoir la crainte du danger en face des tentations qui le surexcitent ! Mais il n'est pas besoin d'avoir pratiqué des années et des années des syphilitiques pour constater qu'au moins la moitié des..... pincés se sont exposés et mal défendus parce qu'ils ignoraient « courir un danger ».

Informez le public de la facilité avec laquelle il peut prendre ce terrible mal ; montrez-lui avec quelle fréquence il le trouvera « embusqué » au coin de chaque rue, au seuil de chaque porte, *là où on le soupçonne le moins.....*

Et puis, faites-lui surtout bien toucher du doigt la gravité formidable de la syphilis, pour lui, pour sa famille, pour sa descendance ; instruisez-le, déchirez enfin ce voile stupide de pudibonderie qui masque les dangers de cette maladie, après tout, la moins vénérienne de toutes les maladies vénériennes...

Et dites-moi si, véritablement, vous n'aurez pas épargné la syphilis à quelques timides, à quelques fiancés, à quelques pères de famille ?

***

Au reste, cela n'est pas, mais admettons que cette crainte salutaire ne puisse arrêter sur la pente même les plus timorés, croyez-vous que cette connaissance sans doute sommaire, mais suffisamment précise de ce qu'est la syphilis ne les déciderait pas, devenus syphilitiques, à se traiter, à se guérir ? Car, en fait, si la syphilis prend une pareille diffusion, c'est grâce à la fréquence des accidents contagieux dits secondaires que traîne pendant plusieurs années, quelquefois fort longtemps, le syphilitique. Or, un syphilitique traité, même traité sommairement, devient très rapidement peu ou pas contagieux..... Il suffit donc que chaque malade se soigne pour ne plus donner son mal, et pour que les contaminés diminuent très rapidement de nombre.

Sera-t-on surpris d'apprendre que sur 100 syphilitiques pris dans toutes les classes de la Société, au moins 80 ne se traitent pas ?

Eh bien ! que l'on dise au syphilitique ce qu'est son mal, qu'on lui trace en tableaux saisissants et véridiques les méfaits immédiats et lointains de la syphilis, qu'on lui ressasse, qu'on lui répète jusqu'à lassitude que le microbe de la syphilis envahit toujours tout le corps, qu'il pénètre jusque dans le recoin le plus caché de l'organisme, qu'il s'attaque aux poumons, aux os, au foie, aux reins, aux artères, au cerveau autant et plus qu'à la peau, qu'on lui dépeigne la vie lamentable à laquelle sont condamnés les enfants nés viables d'un ménage de syphilitiques ;

Qu'on lui dise, d'autre part, avec quelle sûreté merveilleuse on peut prévenir tous les accidents et en guérir la plus grande part...

Non ! je me refuse à croire que, sachant tout cela, le syphilitique, avec la même naïveté que s'il l'ignorait, commette je ne dis pas la légèreté, mais bien la folie et le crime de ne pas se traiter à fond, de ne pas tout faire pour guérir.

Je sais bien qu'il est une catégorie de gens sur lequel ne mord aucun raisonnement ; c'est tant pis pour eux et tant pis, hélas, pour la Société ! Mais n'éviterait-on la syphilis qu'à dix personnes, ne gagnerait-on au traitement que vingt syphilitiques sur mille, je pense que l'on serait suffisamment payé de sa peine.

Je fais donc de cette initiation du public la base de la lutte antisyphilitique.

Aussi, ai-je pensé que le moment était venu de lui exposer dans un court opuscule des données de syphiligraphie, élémentaires, simples, concises, les seules données faciles à lire, faciles à retenir et surtout susceptibles d'une portée pratique.

Cet opuscule n'ayant aucune prétention scientifique ne peut donc intéresser le corps médical. Il s'adresse au public seulement, au grand public.

Il s'adresse avant tout aux jeunes générations aussi imprudentes et insouciantes qu'avides de vivre ; il s'adresse à tous ceux qui sont chargés de l'éducation intellectuelle et morale de la jeunesse, aux pères de famille, qui voudront bien y trouver les raisons suffisantes de désiller les yeux de leurs enfants et de leurs élèves alors qu'il est encore temps. Il s'adresse enfin aux hommes mariés qui ne soupçonnent pas ce que peuvent coûter quelques minutes d'égarement.

On ne me fera pas l'injure, j'imagine, de mettre ces quelques pages sur le même pied que les entrefilets commerciaux qui fleurissent les 4e pages de la plupart des journaux de France et de Navarre, ni de supposer qu'elles répondent à je ne sais quelle inavouable besoin de réclame.

A dessein, je n'y indique aucun traitement spécial, aucune technique particulière que je ne possède d'ailleurs pas ; à dessein, je laisse à cet opuscule un caractère très impersonnel. C'est qu'au total le nom de l'auteur ne compte pas.

Ce qui compte, c'est la santé des pères et des mères ; c'est l'état physique des générations de demain ; ce qui compte, c'est l'avenir de la race directement menacé.

ÉVOLUTION DE LA SYPHILIS

Pour faciliter l'étude de la syphilis, on a coutume de diviser son évolution clinique en trois périodes : primaire, secondaire, tertiaire.

Je tracerai successivement le tableau de ces trois âges de la syphilis et donnerai au fur et à mesure les enseignements pratiques qui s'y rattachent.

***

CHAPITRE PREMIER

Période primaire

La période *primaire* est dominée par la présence du chancre infectant ; mais elle débute, en réalité, au jour même de la contamination.

Voici un sujet qui « s'expose ». Pour des raisons sur lesquelles je reviendrai plus tard, le microbe de l'Avarie « prend » sur lui. Que va-t-il se passer ? Rien d'abord, et rien pendant une moyenne de vingt-cinq jours, tantôt un peu plus, tantôt un peu moins. Cette période *silencieuse* durant laquelle le microbe travaille sournoisement au point même d'inoculation d'où il se reprendra rapidement dans tout l'organisme et ceci avant même que le chancre soit apparu, cette période, dis-je, s'appelle la période d'*incubation*.

Cette durée d'incubation est fort importante à connaître. Elle explique pourquoi un sujet qui s'est exposé à contracter le virus ne doit pas s'estimer « hors d'affaire » dès la première semaine.

Donc, rappelez-vous cette première donnée pratique : **chaque fois que vous aurez quelque raison d'être inquiet, la surveillance des régions exposées doit se poursuivre pendant environ un mois.** Pour la grande majorité des cas, on peut dire : si le trentième jour il n'est encore rien survenu, bénissez les Dieux ! vous avez échappé.

Nous voyons assez fréquemment des personnes, ignorant ceci, n'attacher aucune importance à la petite lésion qu'est le chancre, parce que cette lésion n'est apparue que plusieurs semaines après le coït suspect. Nous les voyons la qualifier à priori d'herpès, refuser d'admettre la seule possibilité d'une syphilis au début et naturellement ne songer à se faire traiter (ce qui est une faute très grosse de conséquences) que dès l'apparition des accidents secondaires. C'est là, notamment, la cause de nombreuses syphilis conjugales que, connaissant cette incubation, les coupables d'infidélité auraient facilement pu éviter.

⁂

Donc, au bout de 20 à 30 jours, et sur le point même où est tombé le microbe, apparaît le chancre.

Qu'est-ce qu'un chancre syphilitique ?

S'il est en médecine un terme mal choisi s'appliquant à une lésion définie et destiné à la traduire objectivement c'est bien celui de chancre ! Chancre, étymologiquement comme dans le langage courant, désigne quelque chose qui ulcère, ronge, détruit. Or, le chancre syphilitique, j'entends bien dans la grande majorité des cas, *ne ronge pas, ne détruit pas.* C'est une sorte de « bouton », théoriquement unique, en pratique fort souvent multiple, plutôt petit (pièce de cinquante centimes), — non ulcère, c'est-à-dire ne formant que très peu plaie, — ne suppurant pas, — notablement dur au toucher (d'où l'expression *de chancre induré*) — indolore — et, enfin, se développant progressivement, sans hâte, et s'effaçant de même en 15 à 30 jours.

Souvent, il a la grosseur d'une lentille, d'un pois à peine. C'est alors un bobo de rien du tout qui disparaît en 4 ou 5 jours. En vérité, comment là-dessous le malade pourrait-il soupçonner l'existence d'un microbe aussi terrible que celui de la syphilis ?

Deux conclusions s'imposent d'où découlent deux données pratiques primordiales :

1° Tout sujet qui s'est exposé, alors même qu'il se croit sûr de n'avoir couru aucun risque de contamination (on ne soupçonne pas sur ce point jusqu'où va la naïveté, pour ne pas dire autre chose, de bien des gens !) **ne doit jamais mépriser le moindre bobo apparaissant dans les régions où tout le monde sait que siègent ordinairement les chancres.**

Défiez-vous de ce que l'on qualifie trop facilement d'herpès, d'écorchure !

A la moindre alerte, faites fi des nombreux conseils dont vos amis et beaucoup d'autres gens plus ou moins intéressés se croient obligés de vous accabler. Courez chez votre médecin ! Courez-y surtout avant d'avoir mis quoi que ce soit sur la lésion : vous ne sauriez croire ce que toute médication intempestive, déformant le mal, en rend pénible, parfois impossible le diagnostic !

Ne soyez tranquille que du jour où votre médecin pourra vous affirmer : « Non, ce n'est pas cela ! »

Ceci est essentiel. Il est actuellement démontré que la syphilis, prise à son tout début dans les premiers jours du chancre, se stérilise véritablement à l'aide de la thérapeutique nouvelle.

Vous ne devez donc pas attendre pour être fixé sur l'identité d'une lésion douteuse, vous ne devez pas attendre l'apparition des accidents secondaires, car, à ce moment-là, la stérilisatlon est autrement pénible et hasardeuse, aussi bien, êtes-vous, si j'ose dire, presque en droit d'exiger de votre médecin, je ne dis pas un diagnostic immédiat, à la minute, mais un diagnostic ferme et rapide ; parfois deux ou trois jours seront nécessaires, soit que le premier examen clinique en exige un second, soit que la clinique impuissante demande l'aide inestimable du laboratoire (examen microscopique de la sérosité prélevée).

2° Journellement, nous entendons ceci : « Doc- « teur, ma syphilis est évidemment bénigne, mon « chancre a été un bouton de rien. » Erreur, erreur dangereuse !

Certainement, en matière de syphilis comme pour toutes les maladies, il y a des cas graves, il y en a d'autres de bénins.

Mais, qu'on le sache bien, rien, absolument rien, pas plus le Laboratoire que la Clinique, encore moins le chancre que tout autre chose ne permet de dire pour l'avenir : syphilis grave ou syphilis bénigne.

En fait, tout avarié doit agir comme si sa maladie à lui devait à coup sûr revêtir le maximum de gravité.

⁂

Il faut bien savoir que les chancres ne se localisent pas uniquement sur les organes génitaux. Le microbe de la syphilis n'a nullement besoin de ce terrain spécial. Tout lui est bon : les lèvres, la langue, les amygdales, le sein chez les nourrices, les doigts chez les médecins et les accoucheuses, le front chez l'enfant que tout le monde embrasse, etc., etc., toutes les parties du corps d'un sujet sain, mises en contact avec toute autre région quelconque d'un syphilitique en période d'accidents peuvent, sous certaines conditions, voir apparaître un chancre.

C'est dire d'abord qu'on a grand tort de croire un coït nécessaire pour que la contamination s'opère alors qu'un simple baiser, même chaste, suffit ; et c'est dire, ensuite qu'une conduite d'une honnêteté rigoureuse ne peut être un argument suffisant pour repousser un diagnostic de syphilis basé sur des constatations nettement positives.

Retenez donc de tout ce qui précède :

1° L'existence d'une période silencieuse de 25 jours environ entre la contamination et le premier symptôme de la syphilis ;

2° L'allure bénigne, l'air bon enfant du chancre syphilitique très souvent réduit à un bobo de rien du tout ;

3° L'intérêt énorme qu'il y a à dépister l'avarie le plus tôt possible, ceci en vue de sa stérilisation ;

4° L'impossibilité absolue de prévoir par ce qu'est le chancre ce que sera la gravité de la syphilis ;

5° Enfin, et ceci est dit pour les gens dont la pudibonderie veut faire de la syphilis une maladie honteuse, la fréquence relative des chancres de la face, des mains, etc., résultat d'un contact tout à fait innocent.

CHAPITRE II

Période secondaire

Dès que le chancre est apparu, le microbe de la syphilis a déjà envahi tout le corps, à tel point que, si l'on enlevait chirurgicalement soit ce chancre, soit même la région qui le porte, dans aucun cas, l'évolution de la maladie ne pourrait en être entravée ou seulement modifiée d'une ligne.

La syphilis est donc une maladie *générale*. Dès l'instant où elle « a mordu » sur un sujet, l'organisme de ce sujet est fatalement infecté dans sa totalité. Si l'on préfère et pour me faire bien comprendre, je dirai « que l'Avarie est une infection de tout le sang ». Il n'est pas le moindre petit recoin qui reste fermé au trop fameux microbe : de ce fait il n'est pas une seule parcelle de l'individu qui soit à l'abri dès ce moment et ceci tant que l'infection n'est pas absolument guérie, d'une manifestation syphilitique.

Cet envahissement de tout l'être ne se fait pas sans déterminer chez le malade une série de *troubles généraux* marquant le début de la *période secondaire*. Le syphilitique, quelques jours après l'apparition du chancre, sent qu'il « couve quelque chose ». Alors se déclanchent plus ou moins marqués : maux de tête, fièvre pouvant simuler une grippe et même une fièvre typhoïde, douleurs articulaires, *albuminurie*, anémie, mauvais état général, troubles nerveux, troubles de l'ouïe et de la vue, etc.

Mais, en somme, dans la grande majorité des cas,

ces divers symptômes, bien que très précieux pour le médecin, restent au second plan pour le malade ; je veux dire qu'ils sont d'ordre trop général pour lui donner l'éveil et l'édifier sur la nature de son mal.

Je n'en parlerai donc pas : je m'arrêterai seulement aux seules manifestations qui apparaissent toujours et à période à peu près fixe *sur la peau et les muqueuses* (bouche, organes génitaux, anus), manifestations qui frappent l'esprit du malade, qui l'inquiètent et qui constituent après tout la clef de voûte de la période secondaire.

***

Voyons d'abord *les accidents de la peau.*

Ces accidents cutanés, que nous appelons « **éruptions** », apparaissent assez régulièrement entre le trentième et le soixantième jour à compter du début du chancre ? Leur durée est généralement courte, deux à six semaines ; leurs caractères fort variables. Je ne puis en donner une description détaillée ; qu'on sache seulement que les différents cas présentent tous les intermédiaires entre de simples taches rouges (roséole) et de gros boutons ulcéreux caractérisant certaines syphilis dites « malignes précoces ».

En somme, ils peuvent simuler grossièrement la gale bédouine, la varicelle, l'acné, les furoncles, etc.

D'une manière générale, toutes ces lésions sont peu graves ; ne gênant nullement le malade (absence de démangeaisons et de douleurs), elles disparaissent spontanément, sans traitement, au même titre d'ailleurs que le chancre, et sans laisser de cicatrice.

J'ajoute que le siège de l'éruption est habituellement le tronc ; la face, très souvent respectée est cependant parfois prise ; elle est alors couverte de boutons rouges qui n'ont évidemment rien d'esthétique et trahissent le secret du malade.

Comme conclusion :

Chaque fois que vous aurez sur le corps une éruption de taches ou de boutons dont vous n'avez pas une explication certaine, surtout si vous avez quelques raisons d'être inquiet..., méfiez-vous ! Ne vous contentez pas des diagnostics fantaisistes de commères tels que : « feux, éruption de sang, « boutons de chaleur », etc... qui nous font ironiquement penser aux « acrimonies » de l'époque de Molière ! ! ! Ne vous bornez pas à prendre émollients, purges et flacons dits « dépuratifs ». Voyez donc votre médecin, il est bien rare que nous ne puissions dire en face d'une éruption donnée : syphilis ou pas syphilis.

⁂

Effacée plus ou moins vite, le plus souvent en un mois, et pour ne plus revenir, l'éruption cède la place aux **manifestations muqueuses** de la bouche. Ces plaques muqueuses apparaissent donc deux à quatre mois environ après le début du chancre.

Pas plus que pour les accidents cutanés secondaires, je ne puis pour ces manifestations muqueuses de la syphilis donner dans cet opuscule de vulgarisation, une description détaillée qui ne ferait que jeter de la confusion dans l'esprit du public. Je me bornerai à dire qu'il s'agit là de petites lésions le plus souvent assez peu gênantes pour passer inaperçues, parfois cependant ulcéreuses et rongeantes.

Plus ou moins abondantes, elles siègent souvent sur la langue, les lèvres, les amygdales et mêmes sur le larynx (organe de la voix) donnant au malade une « voix rauque caractéristique ». Très souvent aussi, elles siègent sur les régions génitales ou anales, se dissimulent en particulier dans les replis vulvaires.

Mais au total, je n'hésite pas à le dire, de même que l'éruption cutanée, la plaque muqueuse n'est pas grave en *soi :* elle finit par disparaître sans laisser de trace.

La gravité de ces accidents buccaux et ano-génitaux n'en existe pas moins et voici pourquoi :

D'abord, **c'est l'accident le plus contagieux** de tous les accidents syphilitiques ; 90 au moins sur 100 des contaminations s'opèrent par son intermédiaire. A son niveau fourmille le microbe de la syphilis. Ainsi, le syphilitique qui a des plaques dans la bouche parsème autour de lui, en toussant, en crachant, en mangeant, un nombre incalculable de microbes, sur ses linges, ses vêtements, son verre, sa serviette, etc... et sur son voisin !

Que de chancres des lèvres, des amygdales, de la face, des doigts, très innocemment acquis, sont le résultat de ces voisinages dangereux ? Combien d'enfants en bas âge (et pas seulement dans les derniers échelons de l'échelle sociale) contractent de leur père, de leur mère, d'un parent, un chancre infectant par un simple baiser !

En second lieu, ce qui rend ces plaques particulièrement redoutables, c'est qu'il s'agit là d'un accident qui, à l'inverse du chancre et des éruptions cutanées, se reproduit un an, deux ans, vingt ans et plus, après le début de la syphilis ; en d'autres termes, ce n'est pas une manifestation de la période secondaire seulement, mais de l'âge tertiaire. **Cela fait que grâce à elle, le syphilitique mal ou non traité est exposé à rester contagieux toute sa vie.**

Enfin et en troisième lieu, ce qui rend ce danger de contamination encore plus grand, c'est que la plaque muqueuse est une lésion le plus souvent très petite, passant *inaperçue*, et laissant ainsi contagieux des sujets dont l'état de santé, par ailleurs florissant, semble mettre ceux qui les approchent à l'abri de « tout danger ».

Comme conclusion : Tout individu qui présente dans la bouche des lésions quelconques pour lesquelles il n'est pas fixé absolument doit s'en inquiéter !

Il doit s'en inquiéter pour lui d'abord : on peut être syphilitique sans le savoir, soit que, ayant contracté soi-même l'avarie, le chancre et l'éruption cutanée aient été méconnue (cas fréquent chez la femme), soit que, syphilitique héréditairement on ignore sa tare. Eh bien ! ces plaques muqueuses, lésions bénignes en soi, permettent de dépister le mal, de le traiter, de traquer cette syphilis ignorée qui, travaillant sournoisement, n'en est que plus dangereuse.

Il doit s'en inquiéter pour son entourage : j'ai déjà dit pourquoi. Ceci est essentiel. Je ne puis admettre qu'un syphilitique, sachant la gravité de la syphilis, promène de gaieté de cœur autour de lui alors que le moindre traitement peut les faire disparaître, des accidents aussi contagieux que les plaques muqueuses ; il faut pour cela une diminution de sens moral, une absence de conscience, véritablement condamnables.

Qu'un syphilitique sans accidents ne se traite pas,

après tout il est son maître. S'il veut fermer les yeux, qu'il les ferme. Pour parler net, tant pis pour lui ! Mais que, chargé d'accidents contagieux, il fasse peser sur son entourage, qui l'ignore, la menace constante de l'Avarie ; qu'il pousse l'insouciance et la malhonnêteté jusqu'à rester *volontairement* un danger public, non ceci n'est pas admissible.

Retenez donc ce qui suit :

1° Au moment où, dès la fin du chancre, apparaissent les accidents dits secondaires (troubles généraux, éruptions, plaques muqueuses) l'infection générale est un fait accompli ;

2° La gravité de ces accidents reste au total relative ; en aucun cas, néanmoins, pas plus que le chancre, ils ne peuvent révéler ce que sera l'avenir du syphilitique !

3° Les plaques muqueuses, à l'inverse des éruptions cutanées, réapparaissent à répétition, indéfiniment, durant toute la vie du malade mal traité ;

4° Enfin, si elles sont peu graves en soi, ces plaques font peser autour du malade, et dans son entourage immédiat (enfant, mari, femme) la menace constante de la syphilis, et ceci d'autant mieux que la lésion, étant petite, passe inaperçue.

CHAPITRE III

Période tertiaire

Si j'ai su me faire comprendre, mes lecteurs sont fixés sur le peu de gravité qu'offre « *la période primaire* » de la syphilis. Il est, en effet, exceptionnel de voir le chancre s'éterniser, ne pas guérir spontanément, prendre une allure ulcéreuse et rongeante entraînant des dégâts véritables.

La période *secondaire* avec ses phénomènes généraux, ses éruptions cutanées et ses plaques muqueuses, bien que marquant déjà un stade plus sérieux de la maladie, conserve elle aussi, dans son ensemble, une bénignité relative.

Je sais bien que parfois, la syphilis peut à cette période entraîner la mort ou tout au moins des troubles irréparables, mais je tiens à rester dans la généralité des cas : au total, on peut dire : **l'Avarie ne présente encore en période secondaire qu'un danger assez minime.**

C'est à ce moment un véritable feu de paille, parfois effrayant, mais qui s'éteint facilement après quelques mois et, le plus souvent, tout seul. Il s'ensuit que si le malade avait à choisir et si, lorsqu'il se traite, il n'avait à songer qu'au présent, ces accidents secondaires, au même titre que l'accident primitif, seraient ceux qu'il pourrait négliger sans trop de risques.

Qu'est-ce donc qui fait le danger de l'Avarie ? En trois mots, **c'est l'inconnu de la période tertiaire.**

Cette période tertiaire commence dès l'instant où s'estompent les phénomènes généraux, les éruptions et les plaques muqueuses du début, un an, deux ans au plus, après le stade chancreux. Elle commence ce jour-là **pour ne plus finir.** Un malade qui a franchi l'étape secondaire reste en période tertiaire toute sa vie et ceci *fatalement*, ceci pour tous les sujets, à moins que (et les cas sont bien rares, je n'en ai pas encore rencontrer un seul d'authentique !) à moins que, dis-je, l'on ait obtenu par les procédés modernes la guérison absolue.

Ainsi donc, un malade, qui a contracté l'Avarie est exposé *toute sa vie* aux accidents tertiaires.

Quels sont les caractères de ces manifestations parfois si tardives ?

1° A l'inverse du chancre et des syphilides secondaires qui, je le répète volontiers, guérissent sans cicatrice, sans dégât, les accidents tertiaires (appelés gommes) étant toujours ulcéreux, destructifs, rongeants, lorsqu'ils guérissent, *guérissent avec cicatrice, avec dégâts,* avec délabrement souvent irréparables.

2° Tandis que les lésions des deux premiers âges de l'Avarie disparaissent facilement et ceci même sans médication l'accident tertiaire évolue sans aucune tendance à la cicatrisation spontanée et souvent résiste aux traitements les plus intensifs.

3° Alors que les premiers se voient, se manifestent au grand jour, inquiètent le sujet et l'invitent ainsi à se traiter, **les manifestations du tertiarisme agissent sournoisement en tapinois,** à n'importe quel moment, presque toujours sans que le malade ait seulement l'esprit orienté vers la possibilité d'un retour offensif d'une vieille syphilis qui se perd pour lui dans les souvenirs les plus lointains de jeunesse.

On voit, par ces trois caractères, quelle est la gravité réelle de cet âge pour lequel les malades, ne voyant rien, ne font plus rien et restent par suite exposés à tout.

Cette gravité sera pour mes lecteurs encore plus palpable lorsqu'ils sauront la localisation possible de ce tertiarisme.

***

La variété de ces localisations est infinie. C'est ici que je devrais insister de nouveau sur la syphilis, **maladie générale**, et sur l'envahissement de tous les recoins de l'organisme par le terrible microbe.

Je ne voudrais, certes, pas faire de la description rapide qui va suivre un véritable épouvantail susceptible de jeter le découragement parmi les malades. Je leur dois cependant la vérité ; je ne doute pas, d'ailleurs, qu'ils y trouvent les raisons suffisantes de secouer la torpeur, l'insouciance incroyables dans laquelle ils se plaisent à rester.

D'abord les « *gommes de la peau* » inesthétiques au premier chef, elles rendent maints visages fort peu agréables à voir, en rongeant, par exemple, le nez.

Les atteintes du *squelette* sont autrement sérieuses. Le tertiarisme y détermine des ostéïtes, des périostites douloureuses, gênantes, tenaces, avec suppuration interminable, fractures, délabrement — et ceci sur tous les os, aussi bien le crâne que les membres.

Le *poumon* est fréquemment atteint. Que de

malades étiquetés phtisiques-tuberculeux, et traités sans succès comme tels, ne font autre chose qu'une syphilis pulmonaire !

La plupart des affections chroniques du *cœur* et des *vaisseaux,* depuis l'angine de poitrine, l'aortite, l'anévrisme, jusqu'à l'artérite entraînant l'asphyxie des extrémités, la gangrène progressive des membres, sont la conséquence dans la plupart des cas d'une vieille syphilis oubliée.

Le *foie* avec ses cirrhoses, *l'estomac* avec ses ulcères, *l'intestin* avec beaucoup de ses prétendues tumeurs, les *reins* enfin avec ses albuminuries, tous les organes internes enfin voient cultiver sur eux le microbe de l'Avarie.

Oserai-je dire qu'il est jusqu'à *l'appendicite* que certains syphiligraphes, et non des moindres, se voient amenés à rattacher dans bien des cas à une syphilis acquise ou héréditaire !

Tous les *organes des sens,* l'œil, l'oreille, les fosses nasales, payent un lourd tribut au tertiarisme ! Combien d'aveugles et de sourds doivent leur triste infirmité à une syphilis dont le début s'est estompé dans la nuit des temps.....

Mais surtout combien grave la localisation de la syphilis sur le système nerveux. C'est là et ce doit être le cauchemar du syphilitique averti. Une syphilis qui se fixe sur le système nerveux y produit toujours, même traitée à son tout début, des ravages effrayants. Comptez autour de vous les paralysies diverses, la majorité des épilepsies, les maladies de la moelle, etc., etc...

Comptez surtout les cas de tabès, les paralysies générales, les ramollissements cérébraux, de nombreux troubles mentaux dont jusqu'ici on méconnaissait l'origine...

Alors toute la pathologie ? me direz-vous.

Non pas toute, mais plus d'un bon tiers. Et ne croyez pas que la longueur de cette énumération dépende de l'angle particulier sous lequel un syphiligraphe se plaît à voir toutes les maladies. Je reste encore au-dessous de la vérité ; chaque jour allonge cette lamentable liste.

C'est donc ce tertiarisme qui constitue le danger formidable de l'Avarie. C'est lui qui vous frappera, syphilitiques, au cœur, au poumon, au cerveau, en pleine santé, alors que vous y penserez le moins.

En vérité, sachant cela, et le public le saurait si on prenait la peine de le lui apprendre, sachant tout cela, dis-je, comment trouver un syphilitique assez fou, je ne dis pas pour risquer seulement la mort volontairement chaque jour, mais pour s'exposer à des infirmités graves, à des affections chroniques, terriblement pénibles, à la décrépitude mentale, au gâtisme ?

CHAPITRE IV

Syphilis héréditaire

Si la syphilis n'était redoutable que par les manifestations dont elle menace en permanence ceux qui l'ont contractée, elle mériterait déjà au même titre que la tuberculose et le cancer, une des premières places parmi les maladies les plus graves dont se trouve affligée l'humanité.

Mais là ne se borne pas sa gravité. Elle vicie tellement l'Avarié, elle imprègne à ce point son organisme tout entier que le germe morbide passe dans la descendance, l'imprègne à son tour, la tue à l'état d'œuf, de fœtus, de nourrisson, ou condamne l'enfant né viable à vivre avec une série de manifestations syphilitiques qui entravent son développement et en font un déshérité de la Société.

Nous arrivons ici à la syphilis dite *héréditaire*.

Non guéri absolument ou simplement mal traité, surtout s'il est encore en cours des premières années de l'infection, le ménage avarié donne le plus souvent un produit de conception syphilitique.

Que le germe soit apporté par tel ou tel des conjoints, à plus forte raison s'il l'est par les deux, les conséquences sont déplorables.

Il n'est pas possible de donner des statistiques sur les ravages que la syphilis produit dans les foyers, et c'est grand dommage : cela édifierait non seulement les ménages atteints et qui s'en soucient peu, mais encore sans nul doute certains milieux qui sourient et nous qualifient de visionnaires lorsque, parlant de syphilis, nous prononçons le qualificatif de « danger social ».

Qu'on sache seulement que la syphilis ne se passe pas seulement de père en fils pour s'éteindre ensuite, mais qu'elle se transmet également (soit en série ininterrompue, soit en sautant plusieurs générations) d'arrière-grand'père à petit-fils.

On voit par là combien le problème de la syphilis devrait actuellement tenir de place dans les préoccupations de ceux qui s'inquiètent de l'avenir de la Race et de ceux surtout qui tiennent en mains les rênes de la Société.

On groupe en trois catégories les différents accidents que la syphilis héréditaire peut déterminer sur le produit de la conception.

1° *Les grossesses n'arrivent pas à terme* et se terminent par avortement ou accouchement prématuré, ou encore donnent un enfant mort-né. Que de foyers avec seulement un rejeton, qui seraient une belle nichée si la syphilis n'était passé par là !

2° Né vivant, l'hérédo-syphilitique ne tarde généralement pas à présenter une gamme de manifestations spécifiques graves entraînant assez rapidement *la mort* : gastro-entérite, méningite, etc., etc. La syphilis est la « grande tueuse » de nourrissons ;

3° Enfin, s'il a la chance (ne devrais-je pas dire la malchance !) de résister aux premiers assauts du mal, l'enfant né avarié se trouve atteint dans la suite d'une série d'accidents, sinon mortels, du moins fort redoutables, et en tout superposables à ceux de la syphilis acquise ; il faut même dire plus graves, parce qu'ils apparaissent au moment où l'organisme a besoin de toutes ses ressources, à la période d'accroissement.

Que d'enfants sourds, à demi-aveugles, bourrés de gommes osseuses, de troubles nerveux avec paralysies diverses ! Et c'est *toute leur vie* qu'ils restent exposés à ce tertiarisme ! Toute leur vie qu'ils peuvent à leur tour transmettre leur mal, soit directement, soit par leur descendance !

Ce n'est pas tout. En outre de ces lésions de nature syphilitique — auxquelles, du reste, l'enfant d'avarié peut avoir la chance d'échapper — autre chose le guette. Cest un ensemble de tares héréditaires, de « dystrophies » pour employer un terme médical, de stigmates de déchéance et de dégénérescence. Cela donne, comme dit Guiard, des avortons, de malheureux êtres « atteints d'in« fantilisme ou de rachitisme, quelquefois de « véritables monstres » ; on peut ajouter, très souvent, des dégénérés inférieurs, des idiots, des fous.

Les syphiltiques pensent-ils à tout cela ?

Il faut bien le dire, la conduite de la plupart d'entre eux est à ce point de vue déplorable.

Syphilitiques, ils se marient en pleins accidents ou à la veille d'en avoir ; ils contaminent leur femme, ils sont privés d'enfants ou font des rejetons tarés condamnés à une vie lamentable !

Quelle triste chose que cette insouciance inqualifiable !

Je reconnais que, souvent, ils ont une excuse : c'est l'ignorance. Le mari, l'épouse, ignorent, hélas ! tout le mal qu'ils peuvent faire et dont ils s'exposent à souffrir en la personne de leurs enfants.

Quand donc se décidera-t-on à vulgariser ces choses ? Quand donc voudra-t-on prendre la peine de propager par tous les moyens (et ils sont nombreux !) ces notions générales de syphiligraphie, qui, j'en suis persuadé, arrêteraient au bord de l'abîme pas mal d'individus et surtout les convaincraient, devenus syphilitiques, de la nécessité absolue d'un traitement sérieux, pour eux, pour leur famille, pour la Société ?

Comme conclusions de ce chapitre sur la syphilis héréditaire, retenez ce qui suit :

1° **Tout syphilitique ne doit pas songer au mariage avant deux ou trois ans au moins de traitement intensif ;**

2° **Tout syphilitique, quel qu'éloigné que soit le début de sa maladie, ne doit jamais se marier sans l'autorisation formelle de son médecin ;**

3° **Marié, il doit, ainsi d'ailleurs que sa femme et ses enfants, rester sous la surveillance directe de son médecin habituel et craindre toujours voir réapparaître chez sa descendance les traces de sa tare.**

CHAPITRE V

Prophylaxie de la Syphilis

La gravité de la syphilis, autant pour celui qui la contracte que pour sa descendance, mérite que l'on y pense. Elle mérite que l'on y pense, non pas seulement lorsqu'on a eu le malheur de contracter le mal, mais aussi et surtout alors qu'on en est encore indemne ; en d'autres termes, il faut y penser avant tout pour le fuir.

Il faut y penser au cours de certains inévitables de la vie, afin de ne pas s'abandonner, imbu d'un fatalisme déplacé, à la sagesse de la destinée. Il faut y penser toujours et même dans les moments ou trop de prosaïsme paraît mal venu, car si le facteur « malechance » intervient pour une large part dans la possibilité d'une contagion syphilitique, *il n'en est pas moins possible de réduire considérablement le coefficient de ce facteur.*

J'arrive ici à un chapitre essentiel pour les *jeunes générations,* pour ceux qui se lancent à corps perdu *dans le nouveau des aventures,* — essentiel aussi pour les *pères de famille* qui ne soupçonnent pas toujours ce que peut coûter une minute d'égarement : la prophylaxie de la syphilis.

Or, il n'est guère possible d'éviter un danger lorsqu'on ignore d'où il peut venir. Je dirai donc d'abord quelles sont les sources de contagion et comment peut s'opérer cette contagion ; ensuite, nous verrons quelles conclusions pratiques il faut tirer de ces connaissances.

1° *Sources de contagion*

Le *chancre* est naturellement très contagieux. A sa surface abonde le microbe de la syphilis. Mais le chancre est gênant, il inquiète le malade, l'invite pour des raisons que l'on devine à ne pas sacrifier à Vénus. Au surplus, ce premier accident n'a qu'un temps ; il dure deux à quatre semaines environ et ne rend le syphilitique contagieux que durant ce court laps de temps. Par suite, ce n'est pas lui qui, dans la grande majorité des cas, transmet le mal.

Qu'on laisse donc de côté cette légende qui prétend qu'un chancre naît fatalement d'un chancre, c'est-à-dire qu'il ne peut y avoir aucun danger là où le chancre n'est pas ou n'est plus.

En effet, l'accident qui transmet dans la plupart des cas l'Avarie est *la plaque muqueuse*. Je l'ai déjà dit, à son niveau pullule le microbe de la syphilis. Or, ces plaques sont extrêmement fréquentes chez la plupart des malades ; elles peuvent se répéter et se répètent effectivement durant toute la vie de certains sujets peu ou pas traités. Ajoutez à cela que ces lésions ne viennent pas seulement sur les régions où siègent généralement les chancres, mais aussi, le plus souvent, dans la bouche, qui peut en être tapissée.

Ajoutez encore que ces plaques, étant gênantes au minimum, passent souvent inaperçues, — *et voyez maintenant s'il faut s'étonner de contracter la syphilis chez une personne dont l'aspect physique est en tout point florissant ?*

Je passe sur les *manifestations tertiaires* qui, pratiquement ne sont pas contagieuses.

Je laisse également de côté la contagion syphilitique par voie intrautérine (syphilis conceptionnelle, syphilis d'emblée), afin de rester dans le domaine des faits courants et précis et de ne pas jeter de confusion dans l'esprit du lecteur.

Ainsi donc, *retenez* que les plaques muqueuses constituent l'accident contagieux par excellence, le plus redoutable au point de vue de la diffusion du mal. **Ceci ne doit pas sortir de l'esprit de l'individu qui veut fuir la possibilité d'une contagion, non plus que de la mémoire du syphilitique consciencieux qui se fait scrupule de ne pas contaminer son entourage.** On me permettra d'ajouter que cette notion capitale de syphiligraphie ne devrait pas non plus être oubliée de ceux, médecins ou autres, qui sont chargés de poursuivre la lutte antisyphilitique.

2° *Comment s'opère la contagion ?*

Evidemment, il faut un concours malheureux de circonstances pour que le microbe réussisse à passer d'un syphilitique sur un sujet sain et à s'y greffer. Et c'est fort heureux ! Sans cela tout le monde serait syphilitique. Qui n'a pas, en effet, rencontre sur sa route le trop dangereux microbe ?

Quelles sont donc ces circonstances malheureuses ?

1° Il faut que le microbe soit déposé sur une solution de continuité des tissus, une « écorchure » si l'on préfère. Il ne mord pas sur un épiderme sain, non plus que sur une muqueuse intacte. *Il lui faut donc pour germer qu'il y ait « plaie ».*

Mais n'oubliez pas qu'il suffit à cette plaie d'être minuscule, *microscopique.*

Retenez donc qu'une région de la peau, en apparence saine, peut parfaitement être en état de réceptivité.

2° Il faut ensuite que le virus ait le temps matériel de se greffer ; j'entends par là que, pour infecter l'organisme il lui est nécessaire de séjourner sur la plaie un temps minimum suffisant que l'on peut évaluer vraisemblablement à une heure environ.

On voit l'importance incalculable de ce fait.

Retenez donc aussi que de nombreux microbes de la syphilis peuvent venir au contact d'un épiderme entamé et, cependant, la contamination ne pas avoir lieu, s'ils sont enlevés et balayés à temps.

⁂

J'ai dit quelles étaient les sources habituelles de contagion syphilitique et les circonstances qui commandent cette contagion.

J'arrive maintenant à la prophylaxie proprement dite c'est-à-dire l'ensemble des mesures que l'on peut prendre afin d'éviter le mal, mesures qui découlent tout naturellement des lignes précédentes.

L'ensemble de ces moyens constitue, d'une part, la prophylaxie publique, d'autre part la prophylaxie privée.

A. — Prophylaxie publique

Ce n'est pas le lieu de parler des différentes mesures d'ordre général qui seraient susceptibles de conjurer en partie le fléau. Cela ne serait d'aucune utilité pratique pour mes lecteurs.

Au surplus, je tiens essentiellement à ne faire

aucune critique, fusse-t-elle indirecte ; or, s'il est vrai que le Gouvernement général s'inquiète à son tour et le prouve d'ailleurs par la hâte et la bienveillance qu'il met à m'entendre, s'il est vrai que la Municipalité, aiguillonnée, tente enfin de créer quelque chose, je suis bien obligé de constater qu'en fait d'action publique, administrative, il n'y a encore rien de fait.

Je passerai donc.

Je dirai seulement à mes lecteurs qu'ils ont intérêt à lire et relire ces quelques pages. Je leur dirai : « Ne cherchez pas à compulser tout ce qui « a été fait sur la syphiligraphie ; mais imprégnez-vous des quelques notions simples, précises que je me suis fait un devoir de vous « donner ; inculquez ces connaissances, vous, « pères de famille, dans l'esprit de vos enfants, « dès l'instant que vous les voyez s'égailler des « jupes de leur mère. Faites-vous même auprès « des jeunes adolescents ce que l'on s'obstine à « ne pas encore vouloir faire dans les lycées, dans « les ateliers, dans tous les groupements importants. Je le répète, **la base de la prophylaxie de « la syphilis tient dans ce mot : « ne pas ignorer « le danger du mal. »**

En attendant que les Pouvoirs publics veuillent bien assumer eux-mêmes ce rôle d'éducateurs, que chacun, dans sa sphère particulière, fasse bénéficier son entourage de ses quelques connaissances.

B. — Prophylaxie privée

On ne saurait donc compter sur des mesures générales, des mesures d'ordre public pour s'épargner la contamination syphilitique. Mais au total chacun peut à son gré, pour son compte personnel, prendre des mesures médicales et matérielles susceptibles de lui éviter le Grand Mal. Ces différentes mesures constituent ce qu'on appelle la prophylaxie privée.

Ce qu'il faut avant tout ne pas oublier, c'est la fréquence extrême de la vérole (2 au moins sur 10 individus) et *ceci dans tous les milieux.* Ne vous faites donc plus cette réflexion absurde sur laquelle aime à se reposer votre quiétude : « non, ce n'est pas possible, la syphilis n'est sûrement pas là ».

La syphilis *en fait est partout.* Aucun échelon de l'échelle sociale n'en est préservé.

J'entends bien qu'il y a des degrés, si je puis m'exprimer ainsi, dans le coefficient du danger que vous courez au cours de vos aventures amoureuses. Et ceci m'amène tout naturellement à dire aux hommes que certaines catégories de femmes comptent un pourcentage d'avariées très sensiblement plus fort que certaines autres.

Je craindrais d'être indiscret en trop spécifiant ; mais dont le monde sait aussi bien que moi que les maisons de tolérance et les hétaïres officielles devraient offrir le maximum de sécurité — sécurité bien relative évidemment si la surveillance médicale ne s'exerce pas strictement ; c'est vous dire comme corollaire que, en dehors de ces deux catégories de personnes accueillantes, les rencontres de hasard et les racollages quels qu'ils soient, sont toujours fort dangereux.

Méfiez-vous donc, méfiez-vous toujours, et par principe. C'est encore là le meilleur conseil que l'on puisse vous donner.

⁂

Je vois assez fréquemment un véritable sentiment

de stupéfaction chez certains malades auxquels j'annonce qu'ils ont la vérole. Je les entends s'écrier : « Mais docteur, avant le coït, j'ai pourtant bien exa- « miné mon sujet ; je vous jure qu'il n'avait rien, « pas le moindre bouton, pas la moindre tache. »

Mes lecteurs n'auront plus la naïveté de dire ceci s'ils ont retenu les caractéristiques de l'évolution de la syphilis. Le chancre dure peu, la période secondaire guère plus ; après quoi le malade passe en syphilis tertiaire, c'est-à-dire en période latente. Dès ce moment, à moins d'accidents tertiaires cutanés, rien n'apparaît chez le malade, sa santé peut garder une allure plus ou moins florissante. Mais cachées au fond de la gorge, disséminées encore mieux dans les replis vulvaires, naissent à répétition *les plaques muqueuses*, manifestations essentiellement contagieuses — plaques muqueuses la plupart du temps ignorées ou méprisées du malade et dans tous les cas facilement cachées.

Eh bien, ce sont ces plaques qui vous guettent ; il n'en faut pas plus pour vous communiquer le mal. Etonnez-vous après cela si un examen superficiel fait par vous-même est resté négatif et si l'aspect bien portant d'une personne ne constitue pour votre imprudence aucune garantie ?

On voit par là combien il est difficile d'avoir une sécurité absolue.

Il faut donc faire comme si à coup sûr tout coït de rencontre devait porter sur une personne entachée de syphilis. De là, la nécessité de ne pas oublier les précautions suivantes :

1° **Ne vous exposez jamais**, lorsque vous présentez **aux organes génitaux** de l'herpès, une écorchure, de la gale, un bobo quelconque, voire même une blennorragie, car dans ces cas si vous avez la malchance de frôler le microbe de la vérole, vous vous pincerez presque à coup sûr. Songez que deux ou trois jours de patience et de continence peuvent vous éviter une vie de regrets et de préoccupations.

Ceci est une première condition, une condition essentielle de sécurité ;

2° On a préconisé de nombreux procédés plus ou moins pratiques afin d'éviter la contagion à ceux qui s'exposent volontairement. On a mené, en particulier, grand bruit autour de la méthode Metchnikoff qui consiste à faire sur les organes **génitaux une bonne friction avec une pommade au calomel au 1/3 au plus tard une heure après le coït suspect.**

Sans donner une sécurité complète ce procédé est fort bon : on ne peut que l'encourager. Mais il faut se placer dans la pratique courante. Or, dans la plupart des cas, combien de sujets auront la facilité, la possibilité même de faire après chaque coït cette petite manœuvre durant 5 bonnes minutes ?

Je conseillerai donc à mes lecteurs de réserver cette méthode évidemment précieuse pour les cas où ils flaireront tout spécialement du danger ; dans ces cas qu'ils s'empressent de l'utiliser.

3° Guiard préconise un autre procédé certainement aussi bon, peut-être meilleur, dans tous les cas infiniment plus facile à réaliser. **Onctionnez-vous avant tout coït avec cette même pommade.** Elle réduira au minimum les risques d'excoriation et d'écorchure, elle formera une sorte de vernis protecteur sur les organes génitaux. En outre, si quelques microbes de la syphilis viennent au contact des régions exposées, enrobés de pommade, ils se trouveront sidérés par le calomel.

Cette pratique est facile à exécuter. Je la tiens pour la meilleure et ne saurais trop la recommander.

4° Il existe un autre moyen fort connu et très employé ; *le préservatif* (*condom*). Tout le monde sait que pour des raisons diverses il n'est pas toujours pratiquement possible de se munir de ce caoutchouc ; d'autre part, cette pelure d'oignon se crève assez facilement, et enfin suivant la fine expression d'un grand maître de la syphiligraphie « tout comme le parapluie, il préserve de l'orage la « tête mais non les pieds. »

Ces réserves faites, **le préservatif offre cependant une garantie sérieuse** ; on ne saurait trop l'employer.

5° Les diverses méthodes précédentes qui ont pour but d'empêcher le microbe de la vérole d'arriver vivant au contact immédiat de votre épiderme donnent, on le voit, une sécurité bien relative. Il faut donc faire comme si le microbe malgré telle ou telle de ces précautions était arrivé au cours du coït jusqu'au contact de vos tissus. C'est pour cela qu'il n'est pas superflu de faire, en outre de ce qui précède, un nettoyage en règle des organes génitaux.

Je ne dirai rien des solutions plus ou moins antiseptiques qui ont été préconisées, j'estime que l'on ne peut véritablement pas demander à chacun d'avoir en permanence dans sa poche une solution titrée prête au bon moment. Au reste, un bon savonnage suffit. **Savonnez au savon ordinaire** vigoureusement, mais sans traumatiser les organes génitaux et leur voisinage. Urinez après coup pour débarrasser l'entrée du canal des microbes qui ont pu s'y embusquer.

Il n'est pas douteux que si l'on prenait l'une ou l'autre de ces précautions au total fort simples et que seul un brin de paresse vous fait éviter, les contagions de syphilis se trouveraient de ce fait fortement réduites.

Je dis seulement *réduites* car il ne faut pas oublier que le chancre syphilitique peut se contracter sur les régions extra-génitales, la bouche par exemple.

A ce sujet je ne crois pas inutile de détruire une légende que l'on voit encore enracinée dans le cerveau de pas mal de gens. L'acte physiologique coït n'est pas nécessaire pour qu'il y ait contagion ; toutes manœuvres plus ou moins (surtout moins !) physiologiques qui accompagnent, précèdent, suivent ou souvent remplacent le coït suffisent surabondamment. Ne pensez donc pas éviter la syphilis en cantonnant votre action de mâle dans certaines pratiques qui ne répondent qu'à un besoin de lubricité.

Que de chancres des lèvres, de la langue, des amygdales, de l'anus, des doigts seraient évités si l'on n'oubliait trop souvent la vérité de ce que j'avance !

A la prophylaxie privée se rattache une autre question. C'est l'obligation morale qu'a l'avarié d'éviter de donner son mal. Je suis revenu à plusieurs reprises sur ce sujet. On sait ce que je pense des personnes, hommes ou femmes, qui, se sachant syphilitiques et en période d'accidents, s'exposent à donner leur mal même à un inconnu. Je n'y reviendrai pas.

Il est bien évident que si chacun faisait preuve en cela d'honnêteté, la transmission de l'Avarie serait infiniment plus rare.

Hélas ! en ce siècle d'égoïsme on ne peut guère compter sur ce moyen prophylactique pour enrayer le fléau.

*
* *

Si le syphilitique veut se désintéresser de la santé de son voisin, il ne peut guère se désintéresser de la santé de sa femme, encore moins de celle de ses enfants.

Relisez donc le chapitre de la Syphilis héréditaire.

Non, vous ne devez pas vous marier sans l'autorisation absolue de votre médecin. Vous ne devez pas vous exposer à contaminer une jeune femme, uniquement parce que vous n'aurez pas le courage de retarder de quelques mois ou de quelques années les satisfactions espérées d'un mariage ardemment souhaité, et encore moins le pouvez-vous par crainte de manquer une « bonne affaire ».

Vous ne devez pas vous marier sans être guéri parce que votre conscience ne saurait véritablement vous permettre de vous exposer à faire des enfants nés syphilitiques.

Songez aux misères auxquelles ces pauvres innocents seraient condamnés ; songez aux victimes qu'eux-mêmes pourraient faire en donnant à leur tour leur mal, en faisant à leur tour des enfants tarés.

Il n'y a pas seulement là pour le syphilitique une obligation de Haute Morale, mais encore la condition première de s'épargner une bonne part de souffrance.

Après tout ce qui précède, je conclurai et vous donnerai les conseils suivants avec lesquels vous vous tracerez une ligne de conduite :

1° N'oubliez pas que la syphilis est partout et que par suite vous êtes exposé à la rencontrer partout ;

2° Ne vous fiez jamais à un examen superficiel ou à l'aspect florissant d'un sujet ;

3° Ne vous exposez pas lorsque vous aurez sur les organes génitaux la moindre petite lésion ;

4° Employez toujours avant le coït, soit l'onction préventive, soit le préservatif ;

5° Après le coït, faites un bon savonnage ;

6° Surtout n'allez pas supposer que vous êtes à l'abri de la contagion syphilitique parce que vous aurez évité le coït vrai et vous serez cantonné dans des pratiques diverses ;

7° N'oubliez pas enfin que la syphilis, en dehors de l'hérédité, peut se contracter souvent d'une manière fort innocente, tout au moins sans un contact vénérien : le baiser, le verre de brasserie, la fourchette de restaurant, le rasoir du barbier, etc... ont pas mal de contaminations à se reprocher ;

8° Né ou devenu syphilitique, ayez suffisamment de conscience pour éviter de donner votre mal ; vous le pouvez ;

9° Enfin, syphilitique, ne vous mariez pas sans l'autorisation de votre médecin.

CHAPITRE VI

Traitement de la Syphilis

En guérit-on ? Telle est la première question que nous pose le malade dès qu'il se sait syphilitique et qu'il connaît la gravité de son mal.

Oui, on en guérit ; cela n'est pas douteux. Peut-être pas *bactériologiquement* parlant, mais tout au moins *cliniquement*. Je veux dire par là que dans l'état actuel de la science, si un traitement, même intensif, ne peut qu'exceptionnellement ramener l'organisme de l'avarié au point où il en était avant d'avoir contracté son mal, il peut toutefois, d'une manière presque certaine, le mettre à l'abri de tout accident, le rendre définitivement non contagieux, lui permettre de faire des enfants sains ; en somme, il peut le mettre pratiquement dans le même état que s'il n'était pas syphilitique ; c'est là ce que j'appelle guérir *cliniquement*.

Je puis même ajouter que la syphilis est une des maladies dont les manifestations prises en bloc obéissent le mieux à un traitement approprié. Il est en effet peu d'affections pour lesqulles le médecin puisse dire avec autant de certitude à son client : « Je vous promets la guérison. »

Qu'y a-t-il de plus consolant pour l'avarié ?

Et cette merveilleuse obéissance au traitement de la part de la généralité des accidents spécifiques est la raison dominante pour laquelle l'avarié n'a véritablement pas le droit de se négliger. Je le répète volontiers, votre syphilis sera ce que

vous voudrez qu'elle soit ; traitez-là et vous n'aurez jamais rien ; ne la traitez pas et vous resterez exposé à tout.

⁂

Se traiter, n'est pas tout. Dès l'instant où le diagnostic est posé il faut se traiter sans perdre un jour, se traiter **immédiatement.** Je l'ai déjà dit, prise à son tout début, dès les premiers jours du chancre, alors que l'organisme tout entier ne fourmille pas encore de virus syphilitique, on a grande chance d'obtenir *la stérilisation.* C'est à ce moment, en frappant très fort que l'on peut espérer la guérison bactériologique, la guérison absolue. Les accidents secondaires survenus, le pronostic est tout autre et les résultats du traitement hélas tout différents.

Il ne faut donc pas tergiverser, rester dans l'incertitude. *Une seule journée peut avoir en cette matière des conséquences incalculables.*

⁂

Il ne faut pas se traiter seulement immédiatement, mais **longtemps.** Longtemps, parce que dans l'état actuel de la thérapeutique anti-syphilitique, mis à part les quelques cas où la maladie est attaquée dès les 4 ou 5 premiers jours de l'apparition du chancre, dans aucun cas une ou deux années de traitement ne sauraient suffire, cela est sûr.

Dès que votre chancre est cicatrisé, dès que les éruptions se sont effacées, ne vous bercez pas d'une douce quiétude. N'oubliez pas que la syphilis tertiaire est là qui vous guette et son microbe insuffisamment « maté » reprendra un jour ou l'autre sa vigueur première.

Qu'on me permette une comparaison banale : Voilà un champ infesté de chiendent, ne vous contentez pas de détruire par un travail rapide les tiges et les feuilles : insistez, béchez à plusieurs reprises, n'abandonnez pas la lutte tant qu'il existe une dernière racine, même profondément cachée, sinon six mois après, tout sera à refaire. Il en est de même en matière de syphilis. La prémière chose que je demande donc à mes syphilitiques, c'est de la **patience**, de la constance.

Je conviens que la longueur du traitement n'a pas seulement l'inconvénient de mettre à l'épreuve la patience du malade ; une considération en apparence plus valable pousse souvent le syphilitique à ne plus se traiter : les dépenses excessives qu'entraînent des soins aussi longs et aussi assidus.

Eh bien, non ! ceci n'est pas une raison suffisante. Si rien n'est encore fait pour « attirer » les syphilitiques indigents ou simplement peu fortunés et les « encourager » à se traiter il n'en est pas moins vrai que ceux qui le veulent peuvent trouver dans différentes consultations gratuites les soins attentifs que nécessite leur état. D'autre part, ce que j'ai dit des dangers de la syphilis démontre péremptoirement que quelques minutes consacrées chaque jour à cette maladie ne constiuent pas des heures perdues.

Toutes ces considérations de temps et d'argent ne peuvent donc tenir devant la nécessité absolue de se traiter, tout doit s'effacer devant la menace constante des accidents syphilitiques.

⁂

Quel est ce traitement merveilleux qui peut *guérir* l'Avarie ?

Je me garderai bien de rendre à mes lecteurs le mauvais service de leur indiquer telle ou telle médication à suivre. On suppose trop que la médecine ne doit disposer contre la syphilis que d'un traitement simple, unique, toujours le même.

Qu'on le sache bien, il n'existe pour l'Avarie pas plus de traitement schématique qu'il n'en existe pour la typhoïde, pour la pneumonie. Sans doute, c'est toujours le ou les mêmes médicaments qui reviennent, mais avec quelles variantes ! **C'est qu'il n'y a pas une syphilis, il y a des syphilitiques.**

Ainsi donc, ne gênez pas par vos idées préconçues l'action du médecin qui vous guide. Pour ma part, je ne sais rien de plus pénible et de plus énervant que de sentir le traitement institué, discuté, épluché, critiqué. Si votre médecin ne possède pas votre entière confiance, s'il ne vous a pas « dans la main », mieux vaut lâcher son cabinet et chercher ailleurs.

Un traitement aussi long, aussi sérieux qu'est le traitement d'un syphilitique ne peut s'exercer pleinement et avec profit que s'il s'établit entre malade et médecin une confiance, un abandon absolu.

Abandonnez-vous donc entièrement au praticien que vous aurez choisi ; lui seul doit diriger le traitement qui vous convient.

⁂

Je ne puis cependant m'empêcher de dire quelques mots ur les trois médicaments qui constituent la base du traitement anti-syphilitique.

Tout d'abord *le MERCURE.*

De quoi n'a-t-on pas accusé le mercure ! Il est vrai qu'il y a trois ou quatre siècles l'administration toute empirique de ce précieux médicament, à des doses formidables, n'était pas sans entraîner fréquemment des accidents fort graves. Mais cela a changé. Tout comme la digitale et la belladone nous donnons de nos jours le mercure à des doses thérapeutiques précises. Il n'y a pas, il ne peut pas y avoir d'accidents lorsqu'on manie le mercure comme on doit le manier.

Laissez donc de côté cette légende encore exploitée par quelques charlatans qui veut que le mercure soit la cause de chute de cheveux, de perte des dents, de carie des os, etc., etc... Soyez bien persuadé que le mercure est sans conteste un des médicaments les plus précieux que possède la thérapeutique anti-syphilitique et n'ayez plus pour lui cette répulsion absurde dont font preuve pas mal d'avariés.

Cette phobie du mercure n'est pas la seule dont soient victimes pas mal de malades. Nous voyons maintes fois des sujets professer pour le 606, le 914 et les produits analogues la même crainte.

Eh bien, non ! Je ne suis pas de ceux qui escomptent la stérilisation de la syphilis par quelques injections de ces puissants arsénicaux, mais je n'hésite pas à le dire, ces médicaments bien maniés ne font courir aucun risque. Sans doute, il s'agit là de produits extrêmement actifs, et comme pour tous les médicaments actifs leur emploi exige du médecin un examen attentif de son malade ; sans doute, on peut tomber sur un malade dont le cœur, le foie, les artères, fatigués, sont incapables de supporter le précieux produit... Au médecin à dépister ces contre indications et à doser ses injections !

Je ne dirai rien des résultats que donne cette thérapeutique énergique. Ce serait m'engager dans une discussion de doctrine dont le public ne ferait aucun profit. Je crois néanmoins devoir m'élever contre cette croyance de certains malades qui pensent que quelques injections de 606 guérit avec une sûreté et une rapidité merveilleuses la plupart des accidents spécifiques. **Ces quelques injections ne font que blanchir.** Cessez tout traitement dans la suite et vous verrez survenir de nouveaux accidents aussi graves et souvent aussi rapides qué si vous n'aviez été traité qu'au mercure.

***

Enfin le « dépuratif ».

Certes, je ne voudrais être désagréable à personne, mais je suis bien obligé de dire que le terme dépuratif pris dans le sens qu'on lui donne généralement ne rime à rien. **Le dépuratif n'existe pas.** Si tout ce qui est pris comme tel « dépure » quelque chose, ce n'est certainement pas le sang du sujet !... Quand donc verrons-nous les malades abandonner les 4e pages des journaux et avec elles beaucoup de prétendus spécifiques de pissotières pour confier leur santé à la science et à l'autorité morale d'un médecin digne de ce nom !

Cela ne veut pas dire que l'iodure (étiqueté dépuratif par excellence) n'ait aucune valeur comme médicament antisyphilitique. Il est le complément heureux des deux médicaments précédents. Il agit fort bien sur certaines manifestations syphilitiques;

mais tous les médecins vous diront qu'il ne saurait remplacer en rien le mercure ou l'arsénic. Ne vous gavez donc pas de piqûres, sirops, solutions, tisanes, étiquetées « dépuratives » ; ce serait non pas seulement perte d'argent, mais perte d'un temps précieux.

Je terminerai en donnant à tous les avariés sans exception deux conseils qui *dans tous les cas devraient être suivis à la lettre :*

Ne fumez pas,

Ne buvez pas.

Ne fumez pas, le tabac irrite la muqueuse buccale, attire la syphilis sur la bouche, sous forme de plaques muqueuses à répétition. Or, vous savez les dangers de ces manifestations en apparence anodines.

D'autre part, il est actuellement démontré *que le cancer des fumeurs* pour se produire exige deux conditions : un terrain syphilitique et une irritation fréquente de la muqueuse buccale.

Si donc vous portez en vous la première de ces conditions du cancer, évitez au moins le deuxième !

Ne buvez pas. La syphilis seule est déjà grave ; associée à l'alcoolisme, elle devient un désastre. L'alcool débilite l'organisme, facilite l'évolution de la vérole, rend le traitement inefficace, permet surtout au microbe de la syphilis de se fixer sur certains organes et tout particulièrement sur le système nerveux.

Et il ne faut entendre seulement par alcoolisme l'alcoolisme aïgu, c'est-à-dire l'ivresse, mais encore le fait de prendre très régulièrement deux ou trois « apéritifs » ou « digestifs » par jour.

*
**

De ce chapitre sur le traitement de la syphilis, retenez les conclusions suivantes :

1° **Possibilité de prévenir à coup sûr toutes les manifestations de syphilis et de guérir la plus grande part des accidents en cours à l'aide d'un traitement rationnel ;**

2° **Nécessité absolue de se traiter immédiatement dès les premiers jours du chancre ;**

3° **Impossibilité de guérir la syphilis dans un court laps de temps, quel que soit le traitement employé ; d'où obligation de se traiter longtemps ;**

4° **Inocuité des médications mercurielles et arsénicales (606, 914, etc...) lorsqu'elles sont convenablement maniées ;**

5° **Difficulté de diriger rationnellement un traitement anti-syphilitique et par suite impossibilité absolue pour un malade d'instituer lui-même son traitement en s'appuyant sur les nombreux prospectus « commerciaux » dont nous sommes infestés ;**

6° **Obligation pour chaque malade de confier la guérison complète de sa syphilis à un médecin, avec abandon entier de sa personnalité.**

J'en ai fini avec ces quelques pages de vulgarisation sur la syphilis.

Témoin journalier des ravages effrayants que commet l'Avarie sur la santé morale et physique des individus, convaincu d'autre part qu'il serait facile non pas d'éteindre le « Grand Mal », mais de le **mater**, de le **museler**, je n'ai qu'un désir, c'est de voir ces notions simplettes de vénéréologie se répandre dans le public, parmi tous les gens étrangers à la médecine, — c'est de voir les jeunes générations, la Société de demain, en faire leur profit et se garer du fléau, — c'est enfin de rendre à l'Afrique du Nord un peu du bien qu'elle m'a fait.

LUTTE ANTISYPHILITIQUE

ORGANISÉE A LA CLINIQUE DERMATO-SYPHILIGRAPHIQUE

de l'Hôpital de Mustapha

Exemplaires des Tracts distribués aux Malades

CLINIQUE SYPHILIGRAPHIQUE DE L'HOPITAL DE MUSTAPHA

CONSEILS AUX SYPHILITIQUES

La syphilis est une maladie très grave, parce qu'elle envahit *tout le corps*.

C'est un tort de croire qu'elle ne peut atteindre que les organes génitaux, la peau et la bouche. Les yeux, les oreilles, le foie, l'estomac, les reins, les poumons le cerveau, la moelle, les os, etc., etc..., peuvent être et sont souvent pris. En somme, chez le syphilitique il n'existe pas le moindre petit recoin du corps qui reste à l'abri du terrible microbe, et sur lequel ce microbe ne puisse « *mordre* ».

Qu'est-ce qui est grave dans la syphilis ? On croit généralement que le chancre cicatrisé, les taches de la peau effacées, et les plaques muqueuses de la bouche disparues, tout danger est écarté. *C'est une erreur grossière et dangereuse.*

Ce qui est grave, extrêmement grave dans la syphilis, ce sont les accidents appelés tertiaires, qui viennent tard, 5 ans, 10 ans, 20 ans, 50 ans... après le début de la maladie ! Ce sont ces accidents, qui travaillent *en cachette,* sournoisement, dans le corps du syphilitique et qui le *rongent,* l'ulcèrent, le détruisent !

Combien de malheureux rencontre-t-on dans la rue, qui sont victimes de ces accidents tardifs, — paralytiques, aveugles, sourds... Combien de fous doivent leur folie à une syphilis négligée !

Et cette syphilis n'est pas seulement grave pour celui qui la prend. Elle est grave pour *la famille.*

C'est elle qui désunit de nombreux ménages ; surtout c'est elle qui est la *ruine du foyer :* Avec elle, les grossesses n'arrivent pas à terme, les enfants meurent en bas âge, ou, pauvres innocents, vivent misérablement, minés par le mal paternel ou maternel. Ce sont des enfants rachitiques, boîteux, mal conformés, sourds, borgnes...

Quelle terrible responsabilité pèse sur les malheureux parents qui, le sachant, procréent ces pauvres petits êtres héréditairement syphilitiques, voués à une vie lamentable !

Telle est la gravité de la syphilis.

A cause de tout cela, ce n'est pas seulement une folie, mais un *véritable crime* que de s'exposer, ayant le mal soi-même, à le donner à autrui.

Aussi deux obligations s'imposent absolument à la conscience du syphilitique :

1° Ne pas se marier, avant d'être guéri (ce qui demande au moins 3 ans de traitement sérieux) ;

2° Prendre toutes les précautions indiquées par le médecin, afin d'éviter de donner le mal.

Ce qui doit vous consoler, c'est que la syphilis bien traitée *guérit* comme toutes les maladies et mieux que beaucoup de maladies. Mais il faut se traiter *tôt* et *longtemps.*

Syphilitique, armez-vous de patience et prenez confiance. Abandonnez-vous entièrement au médecin qui vous traite ; laissez-vous aveuglément diriger par lui, persuadé que votre intérêt à vous, seul, le guide dans la direction de votre traitement.

N'oubliez pas que *votre syphilis sera ce que vous voudrez qu'elle soit :* soignez-la, vous n'aurez jamais rien, vous en guérirez ; ne la soignez pas, et vous serez exposé à *tout.*

CLINIQUE SYPHILIGRAPHIQUE DE MUSTAPHA

دبارات على المعديين بالمرض الكبير

ينبغي إلانسان يتحقّق بالّي المرض الكبير مرض شديد يأكل الجسد بكلّه والّي يظنّوا المرض الكبير ما يأكل غير العروق والفُم والجلد راهم غالطين غاية الغلطة على خاطر هو يأكل العينين والآذنين والكبدة والمعدة والكلاوي والريّة والمخّ والعظام ∴ الحاصل ما كان في الجسد حتّى بفعة ما يأكلها شي

كاين بالتراف من المرضى يظنوا بالي برأوا وذهب الخوف بعد ما امتحوا دمش الجلد واثار الحرارة ∴ هذه غلطة كبيرة على خاطر ما كان ما أشدّ من عواقب المرض الكبير الّي يبانوا خمس وإلاّ عشر سنين وإلاّ اكثر بعد ابتداء المرض وهذوك العواقب هما الّي يخدموا في الجسد بالخبانية ويأكلوه ويفنوه

فداش من ناس في الطريق تشوفهم مخذولين وإلاّ عميان وإلاّطرش وإلاّمهابل ∴ وأصل علّتهم هو المرض الكبير وعواقبه

أعلموا بالّي المعدي بالمرض الكبير ينجم يعديه لعياله واولاده ولمن يعاشره ∴ وعواقب المرض الكبير مهمّة كبيرة في العيلة ∴ هما سبب الطرح وموت الاولاد في صغرهم ∴ وإذا ما ماتوا شي في صغرهم يورثوا من والديهم المرض الكبير ويعيشوا في الضيق ويأكلهم مرض والديهم ∴ فداش منهم راهم معوّجين في ذاتهم

وإلاّ سافاط ⁖ فداش منهم راهم عوّر وإلاّ طرش وإلاّ يطبلوا وهذوا العيوب كلّهم أصلهم المرض الكبير ⁖ وعلى هذا الشيء المعـدي بالمرض الكبير مجرم على خاطر في عوض الّي يداوي مرضه يعديه لغيـــره

الواجب على كلّ واحد يداوي نفسه ولا يتجوّج قبل مـا يبرأ والواجب عليه ثاني يردّ باله على ما يقول له الطبيب باش ما يعدي شي المرض الكبير لغيره ⁖ ويتحقّق بالّي الطبيب ما يُريد ألاّخير المريض وشفاءه على خاطر المرض الكبير يبرأ ولكن يستحقّ مداوية طويلة طولها ثلاث سنين لا أقـلّ ⁖ ويلزم المريض يأمن في الطبيب أمان تامّ ويشاوره في ابتداء المرض ويداوم في المداوية مداومة تامـــة

الحاصل المريض يصنّت كلام الطبيب ويستعمل الـدواء الّي يوصّيه عليه ويتبع دباراته يبرأ إن شآء اللّه ⁖ والّي يخالف أمره يبقى مريض في طول عمره ويعدي مرضه لكلّ من يعاشره

CLINIQUE DERMATO-SYPHILIGRAPHIQUE DE MUSTAPHA

LUTTE CONTRE LA SYPHILIS

Prophylaxie par le Traitement

Conseils au Syphilitique traité par l'Arsenic

(606, 914, 1116, 102, etc.)

LES JOURS DES INJECTIONS :

Avant l'injection

1° Apporter, à la première injection, un petit flacon d'urine afin qu'on en fasse l'analyse ;
2° Etre à jeun depuis 6 heures au moins.

Après l'injection

1° Rentrer chez soi et se tenir au repos ;
2° Ne prendre que des liquides (lait, eau minérale, etc.) ;
3° Si l'on se sent chaud, prendre sa température.

DURÉE DU TRAITEMENT

Bien que les produits arsenicaux (606, etc.) jouissent d'un effet véritablement merveilleux sur toutes les manifestations syphilitiques, ne croyez pas qu'une ou deux séries d'injections aient pu vous *guérir.*

Vous n'êtes pas plus *guéri* après ces injections qu'après les anciennes piqûres de mercure. *Vous n'êtes que « blanchi » momentanément.*

Il vous faut, afin d'éviter un retour offensif inévitable de la maladie, continuer immédiatement le traitement arsenical par le traitement mercuriel méthodique.

Le mercure, qui, pris aux doses voulues, ne présente aucun inconvénient pour la santé parachève l'action bienfaisante de l'arsenic.

On peut en somme dire : *L'arsenic (606, etc...), donne le coup de massue au microbe de la syphilis, — le mercure l'achève, lui donne à la longue le coup de grâce !*

Combien d'années faudra-t-il vous soigner, même en faisant usage de ces médicaments extrêmement énergiques ?

Il n'y a pas de chiffre fixe ; cela varie avec chaque malade ; mais sachez qu'il faut toujours compter un minimum de 3 à 4 ans.

N'oubliez pas enfin, que si vous lâchez seulement 6 mois le traitement méthodique, régulier, tel qu'il vous est prescrit par le Médecin, vous perdez presque entièrement le bénéfice de tout ce que vous avez déjà pu faire.

Un traitement antisyphilitique commencé, NE DOIT ÊTRE ABANDONNÉ SOUS AUCUN PRÉTEXTE, sans l'avis du Médecin traitant.

N. B. — Rappelez-vous ce que je vous ai déjà dit ailleurs : votre syphilis sera ce que vous voudrez qu'elle soit : traitez-la, vous n'aurez jamais rien ; ne la traitez pas, vous serez exposé à tout.

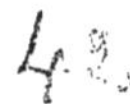